Rapou.

PRÉCEPTES HYGIÉNIQUES

ET

RÉGIME A SUIVRE

Pendant le Traitement

HOMÉOPATHIQUE

DES MALADIES AIGUES ET CHRONIQUES,

avec une

Instruction pour les Malades

SUR LA MANIÈRE

DE CONSULTER LEUR MÉDECIN ÉLOIGNÉ ET DE CORRESPONDRE AVEC LUI;

PAR

T. RAPOU, DE LYON,

DOCTEUR-MÉDECIN,

Membre titulaire ou correspondant des Sociétés médicales, homéopathiques, des
Sciences naturelles, littéraires ou académiques de Lyon, Bordeaux,
Marseille, Toulouse, Metz, Montpellier, Paris, Stras-
bourg, Nancy, Mâcon, Gallicane, Leipzig,
Wurtzbourg, Berlin, Helvétique,
Nouvelle Orléans, etc., etc.

Troisième Édition.

PARIS,

BAILLÈRE, LIBRAIRE,
Rue et vis-à-vis de l'École de Médecine, n° 15.

LYON,

BABEUF, MAIRE ET LAURENT, LIBRAIRES.

GENÈVE,

ABRAHAM CHERBULIEZ, LIBRAIRE.

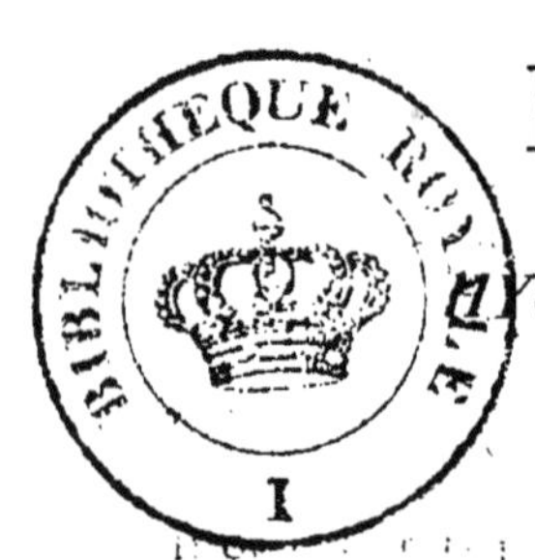

PRÉCEPTES

HYGIÉNIQUES ET RÉGIME

A SUIVRE PENDANT LE

TRAITEMENT HOMÉOPATHIQUE

DES

MALADIES AIGUËS ET CHRONIQUES.

UTILITÉ DU RÉGIME.
PRINCIPES SUR LESQUELS IL EST FONDÉ.

En faisant strictement observer les lois de l'hygiène pendant le traitement des maladies, l'homéopathie évite une foule d'obstacles, rend la guérison plus facile, plus prompte et plus sûre. Ce n'est pas le régime, quelque sévère et bien observé qu'il soit, qui guérit; mais il est essentiel, indispensable même pour parvenir à ce but : il éloigne les influences pernicieuses, ainsi que ce qui peut modifier, altérer ou annuler l'effet des remèdes.

Les forces seules de l'organisme sain peuvent parfois résister à quelque écart de régime, ou réparer de légers dérangements; mais toute impression, toute influence extérieure, la plus légère déviation des règles de l'hygiène, agissent bien plus vivement et nuisent bien davantage au corps malade, parce

1841

qu'il est alors beaucoup plus susceptible, et qu'il ne peut leur opposer une réaction suffisante. Aussi une foule de maladies ne reconnaissent pour cause qu'un défaut de régime, et un grand nombre ne peuvent guérir que parce qu'on n'observe pas toutes les précautions nécessaires pendant leur traitement. Le médecin homéopathe met beaucoup plus de soin dans ses prescriptions diététiques, non-seulement par cette raison, mais encore à cause de l'extrême exiguité de la dose des remèdes qu'il emploie, dont l'effet pourrait être troublé par la moindre influence.

La diète que l'homéopathie prescrit est fondée sur les lois immuables de l'organisation, elle a un double objet : d'abord, la conservation du jeu de l'organisme, et, en second lieu, l'éloignement strict de ce qui pourrait nuire à l'action du remède. C'est sous ces deux points de vue que je considérerai les objets qui influent le plus énergiquement et le plus ordinairement sur le corps. Je m'occuperai d'une manière spéciale des substances alimentaires, et j'indiquerai ceux des préceptes hygiéniques qui ont un rapport direct avec l'action des remèdes.

Il est, je crois, utile de fixer d'abord les idées sur ce que l'on doit entendre par *remède* et par *aliment*, avec plus de précision qu'on ne l'a fait encore jusqu'à ce jour.

DES REMÈDES, DES ALIMENTS ET DES SUBSTANCES INTERMÉDIAIRES.

Les remèdes sont des productions de la nature, pourvues de principes actifs dont les effets sur le corps, parfaitement connus des médecins homéopathes, sont, à peu d'exceptions près, toujours les mêmes, et qui ont la faculté de produire dans l'organisme des phénomènes plus ou moins remar quables, c'est-à-dire, de changer dans l'homme sain l'état de santé en celui de maladie, et dans l'homme malade, l'état de maladie en celui de santé.

Les aliments, au contraire, sont des substances plus ou moins homogènes qui, ne contenant que des principes nutritifs, ne sont pas susceptibles de désaccorder l'organisme, ou qui ne peuvent ni rappeler la santé, ni produire la maladie.

Comme la nature ne passe que par des transitions douces d'un produit à un autre, il y a une foule de substances entre les aliments et les remèdes qui ne sont précisément ni l'un ni l'autre, c'est-à-dire, dans lesquelles l'aliment n'est point pur, mais uni à un principe actif, à une sorte de force médicale, et dont on doit rigoureusement s'abstenir pendant le traitement des maladies tant aiguës que chroniques : telles sont le persil, le radis, le raifort, le poireau, l'oignon, l'ail, le cerfeuil, etc. Ces substances, et autres semblables, occasionnent le plus souvent, surtout si l'on en mange beaucoup, diverses incommodités, comme renvois, maux de cœur, maux d'estomac, gonflement du ventre, flatuosités, ardeur d'urine, ténesmes, hémorrhoïdes, irritations nerveuses, etc.

Ces espèces de comestibles, qui contiennent quelques principes médicamenteux dont on peut cependant quelquefois profiter pour la guérison de certaines maladies, forment la transition entre les aliments proprement dits et ces substances nomb reuses que fournissent les trois règnes de la nature, contenant peu ou point de sucs nourriciers, mais qui possèdent des vertus médicales plus ou moins actives et qu'on appelle *remèdes*.

Parmi les remèdes homéopathiques figurent, outre une partie des substances que l'ancienne médecine emploie dans le but de guérir, celles que le luxe a introduites pour irriter le palais et exciter l'appétit, comme la plupart des épices, le poivre, le gingembre, les clous de girofle, la noix muscade, la cannelle, le café, le thé, etc. Dans l'usage abusif qu'on en fait maintenant, ce n'est que par une longue habitude que ces choses perdent, mais seulement en partie, leur influence sur l'organisme, qui, le plus souvent, en éprouve des dérangements plus ou moins sensibles.

RAISONS QUI JUSTIFIENT LA SÉVÉRITÉ DU RÉGIME.

Si les effets des remèdes employés, même à des doses élevées, comme on le fait par les procédés allopathiques, où une plus grande liberté dans le régime est permise, sont altérés, troublés, diminués ou tout-à-fait détruits, comme on le voit souvent, par l'usage toléré de ces substances actives, les remèdes spécifiques homéopathiques, à raison encore de l'extrême petitesse des doses auxquelles on les administre, exigent impérieusement l'éloignement de tout ce qui peut avoir la moindre action sur l'organisme et une plus stricte observance des règles de l'hygiène : ce n'est qu'en remplissant très exactement cette condition que le médecin peut compter sur le succès de ses traitements.

La détermination précise du régime dépend de l'espèce de maladie, quelquefois de sa cause, du tempérament, des habitudes du malade, et de l'action propre du remède à employer.

LE MALADE NE DOIT ABSOLUMENT RIEN FAIRE QUE CE QUE PRESCRIT LE MÉDECIN.

Souvent les malades prennent, suivant leur caprice, d'après le conseil des gardes ou de leur entourage, outre les remèdes ordonnés par le médecin, diverses boissons, ou emploient d'autres moyens qu'ils appellent simples, et auxquels conséquemment ils n'attachent pas une bien grande importance. Ils en usent néanmoins dans l'intention de calmer quelques symptômes fatigants, d'obvier à quelques légères incommodités, ou pour un but qu'on suppose, avec plus ou moins de raison, ne pouvoir être atteint par les autres remèdes. Mais il n'en est point ainsi en homéopathie, où le remède, bien choisi, répond toujours, sinon à la totalité, du moins à la grande majorité des symptômes. Il est donc absolument nécessaire que le malade ne fasse littéralement que ce que le médecin prescrit ; aussi se gardera-t-on soigneusement de prendre quelque infusion que ce puisse être, de sentir la moindre odeur, de faire aucune lotion ou application quelconque, non-seulement parce que l'expérience prouve que ces moyens ne peuvent procurer aucun soulagement durable, mais surtout parce qu'ils changeraient ou détruiraient l'effet du remède ; et le médecin et le malade seraient trompés dans leur attente.

Ces infractions au régime, même involontaires, sont plus fréquentes chez les personnes d'une certaine classe, par l'usage généralement répandu des cosmétiques, des eaux de senteur, des poudres dentifrices, des parfums de tout genre, des huiles éthérées essentielles, etc., contenant des principes médicamenteux très actifs dont l'odeur, quelquefois nuisible aux personnes en santé, ne peut manquer d'aggraver certaines maladies, et de troubler l'action de tous les remèdes homéopathiques.

On se gardera également de prendre des bains de siége, bains de pieds, lavements ; de faire des frictions, des onctions, aucune application quelconque; d'employer un moyen extérieur, quel qu'il puisse être, sans l'avis du médecin.

ALIMENTS ET BOISSONS DÉFENDUS.

Il faut surtout faire un choix convenable des aliments, puisqu'il y en a beaucoup qui, contenant peu de sucs nourriciers ou possédant quelques vertus médicales, ne peuvent convenir aux malades, tels que, par exemple, parmi les viandes : la chair des animaux trop jeunes ou trop gras, le veau, l'agneau, le cochon, l'oie, le canard, la venaison trop faite, plusieurs espèces de poissons, les écrevisses, les huîtres, les anchois, le thon, le hareng, et en général toute espèce de poisson sec ou mariné, et de viande rance ou salée.

Parmi les légumes, tels sont ceux que j'ai désignés plus haut (page 3), ainsi que l'asperge, le céleri, les fèves et autres légumes secs.

Toute herbe d'une odeur forte et aromatique ou d'un goût trop acide : le cresson, l'oseille, la chicorée amère, le pourpier, l'estragon, la pimprenelle, les feuilles de laurier, de laurelle, le thym, le serpolet, le romarin, etc.

Certaines semences et autres substances indigènes ou exotiques dont on se sert pour assaisonner les aliments, comme le cumin, le fenouil, l'anis, la moutarde, le piment, le poivre, le gingembre, le clou de girofle, la noix muscade, les feuilles et fleurs d'oranger, le safran, la vanille, l'angélique, etc.

On s'interdira également l'usage des truffes noires, des champignons, des olives, des câpres, des cornichons, de toute espèce de fromages vieux, de la conserve de genièvre, de la mélasse, du miel, etc.

Tous les fruits acerbes, trop acides ou qui ne sont pas parvenus à une parfaite maturité, ne peuvent être que nuisibles ; aussi s'abstiendra - t - on des oranges, des citrons, des griottes rouges, des merises, des coings, des groseilles, et généralement de tout fruit non greffé et de mauvaise qualité.

Il faut aussi soigneusement éviter l'usage de toutes les boissons échauffantes, qui ont nécessairement sur la santé et l'effet des remèdes une influence fâcheuse, telles que l'eau-de-vie, le bichof, le punch, les vins chauds et les liqueurs de toute espèce, le café, le thé de Chine et de Suisse, toute infusion de menthe, de sureau, de camomille, de mélisse, de valériane, de fleurs béchiques, pectorales, vulnéraires, toutes décoctions, tisanes, eaux minérales ou médicinales quelconques, et, dans la plupart des cas, s'abstenir du vinaigre et autres acides, tant minéraux que végétaux, non-seulement très nuisibles dans certaines maladies, mais qui sont encore les antidotes de beaucoup de remèdes.

ALIMENTS ET BOISSONS PERMIS.

Malgré toutes ces restrictions, il reste encore aux malades un grand nombre d'aliments et de boissons à choisir. Parmi les substances animales on doit compter le bœuf, le mouton, le poulet, le coq-d'Inde, le pigeon, et autres volailles de basse-cour ; les grenouilles, le gibier, tous les poissons d'eau douce, excepté l'anguille, et quelques poissons de mer ; les œufs à la coque, mais non durs, ni cuits sur le plat ; le beurre, les fromages doux, et toute espèce de laitage.

Les aliments végétaux, bien plus nombreux, permettent aux malades un choix encore plus varié : parmi les légumes, les plus convenables sont : l'épinard, les pois verts, les haricots verts, les choux-fleurs, les choux frisés, les choux-raves, les raves, la poirée, la chicorée blanche, les carottes, les navets doux, la betterave, la pomme-de-terre, les légumes en gousse, surtout frais ; les grains de toute espèce, tels que le riz, le millet, les gruaux d'orge, d'avoine, de godelle ; les farines de maïs, de froment, de seigle ; les pâtes de Gênes, la semoule, la panure, les diverses fécules, celle de pomme-de-terre, l'amidon, le sagou, le salep, le tapioca, etc. ; les fruits, qui toujours doivent être bien mûrs et de bonne qualité ; les prunes, cerises douces, pommes, poires fondantes, nèfles, raisins, framboises, fraises, melons, pastèques, pêches, brugnons, figues, amandes, noix et noisettes, surtout fraîches ; tous ces fruits cuits ou confits ; mais non préparés avec des aromates ni aucune épice. Les fruits crûs ne se prendront jamais à jeun, ni dans l'intervalle des repas.

Les malades peuvent à leur choix manger du pain noir ou du blanc, pourvu qu'il soit pur, de bonne qualité, fait au moins de la veille, bien fermenté et bien cuit ; pour beaucoup de personnes, le pain de seigle ou contenant du seigle est en général préférable au pain de froment ; si toutefois elles le digèrent facilement, qu'elles ne soient point affectées de maladie aiguë, et qu'elles n'aient point de répugnance pour le pain bis, comme cela arrive quelquefois.

Les biscuits, les gâteaux, peuvent être permis, ainsi que la pâtisserie, lorsqu'elle n'est point trop grasse et qu'elle ne contient aucune substance de haut goût.

Le sucre n'a point d'effet désavantageux ; le malade peut en prendre, mais en quantité modérée.

Parmi les boissons, la plus convenable, dans toute espèce de maladie, est l'eau de source courante, fraîche et limpide; après l'eau c'est le lait coupé qui offre le plus d'avantages.

Il y a une foule d'autres boissons préparées par l'art, dont le malade peut faire usage pour étancher sa soif, ou pour se nourrir en même temps, telles que : la bière blanche ou petite bière, les bouillons de viande, les décoctions de gruaux d'avoine, d'orge, de riz ou de froment, de salep, d'amidon, de fruits secs, tels que pommes, poires, prunes, figues, raisins; l'eau panée, le lait d'amande ou orgeat, en prenant bien garde qu'il n'y ait point d'amandes amères; le cacao un peu grillé et moulu bien fin, cuit dans de l'eau ou du lait, etc.

Les personnes habituées au vin pourront continuer à en faire usage aux repas seulement, mais en moins grande quantité que de coutume et étendu de beaucoup d'eau. Les vins devront toujours être de bonne qualité et des moins capiteux.

PRÉPARATION DES ALIMENTS ET BOISSONS.

La préparation des aliments demande aussi un soin particulier. La viande ne doit être ni trop faite ni trop cuite, parce qu'alors, dans le premier cas, elle devient nuisible, et qu'elle perd dans le second sa qualité nutritive et se digère moins bien. Mais les légumes secs surtout doivent être bien cuits, et préalablement lavés ou macérés dans l'eau fraîche de source ou de rivière. Les plantes crues, comme la laitue, la chicorée blanche, la mâche, et autres espèces de salades douces, ne peuvent être permises que lorsque la digestion en est facile; encore doivent-elles être toujours assaisonnées avec très peu de vinaigre, sans poivre, ail ou herbes fortes. Il faut soigneusement recommander que les mets soient très peu apprêtés, qu'ils ne contiennent aucune substance de haut goût et qu'ils soient, autant que possible, préparés dans des vases de terre ; car les métaux, tels que l'argent, le cuivre et le fer, peuvent donner aux aliments quelques principes toujours nuisibles et souvent dangereux, surtout s'ils y restent longtemps après leur préparation : aussi, dans le cas où il ne serait pas possible de se servir d'autres instruments, faut-il qu'on n'y laisse pas séjourner les mets, et qu'on les entretienne dans la plus grande propreté possible. Les mêmes précautions doivent être observées pour les boissons, soit à l'égard des substances dont on les compose, qui doivent toujours être simples, sans aromates, sans acides ni aucune substance active quelconque, soit pour les vases dans lesquels on les prépare.

RÈGLES GÉNÉRALES RELATIVES A L'USAGE DES ALIMENTS, DES BOISSONS ET A L'EMPLOI DES REMÈDES.

Il sera bon que les repas du malade soient, autant que possible, composés en même temps d'aliments animaux et végétaux, excepté dans les maladies aiguës où l'on doit s'en tenir aux fécules, ainsi que dans certains états de maladies caractérisées par une sorte de répugnance ou une aversion décidée pour la viande. Une sage modération est toujours nécessaire; car, si l'excès est nuisible dans l'état de santé, il l'est à plus forte raison dans l'état de maladie.

Les convalescents, surtout de maladies fébriles, feront bien, pour éviter les rechutes, de manger peu à la fois et plus souvent; du reste, les personnes raisonnables suivront en cela leur besoin. Il ne faut cependant pas satisfaire ces appétits déréglés, ou sorte de faim canine, car il en résulterait certainement des accidents plus ou moins graves.

Quant à la consistance et au temps des repas, il est de règle que l'on fasse, de sept à neuf heures, un déjeûner modéré, et du dîner, d'une heure à trois, le repas principal. Le soir, il ne faut pas manger beaucoup, ni trop près du moment de se coucher; mais, en général, une heure ou deux auparavant.

Dans les maladies aiguës où quelques aliments peuvent être permis, le malade boira, en mangeant, de l'eau panée ou sucrée, la décoction de quelques graminées, du bouillon pur ou coupé, du sirop de framboises sans aromates, ou, suivant les indications, quelqu'autre boisson que le médecin aura jugée convenable. Dans les affections chroniques, de la bière blanche, de la bière ordinaire de bonne qualité coupée avec la moitié d'eau, et même du vin étendu au moins des quatre cinquièmes d'eau, excepté toutefois les deux ou trois premiers jours qui suivront l'administration de certains remèdes; mais dans celles de ces maladies où l'abstinence est rarement indispensable, les malades devront néanmoins observer strictement le régime, et s'interdire l'usage de toute substance que le médecin aurait cru devoir tolérer, le jour où ils prendront le remède dont la durée d'action est toujours longue.

La diète que l'homéopathie prescrit est fondée sur la connaissance des lois immuables de la constitution humaine et de leurs rapports avec les influences étrangères : elle a pour objet l'éloignement strict de tout ce qui peut nuire à son action normale. Elle exige donc la connaissance de tout ce qui peut avoir sur l'organisme quelque influence morale ou physique, et notamment des substances médicamenteuses et alimentaires.

On s'abstiendra de prendre le remède le jour où l'on se sera livré à des travaux manuels trop pénibles, ou à de trop fortes contentions d'esprit, et, en général, toutes les fois que le système nerveux aura été vivement affecté par des causes soit physiques, soit morales. Si l'on prévoit devoir se trouver dans de telles conditions, on fera très bien d'ajourner le remède.

Quelques remèdes se donnent le soir; alors, deux heures après, il est bon de donner au malade un bouillon de viande bien dégraissé et cuit sans légume. Dans certaines maladies aiguës, on administre le remède, lorsque le besoin l'exige, à quelque époque de la journée que ce soit. Dans tous les cas, chaque dose doit être prise en une fois, sèche et sans être délayée. Il faut, autant que possible, avoir l'estomac vide d'aliments et de boisson, et ne boire, au plus tôt, qu'une heure après avoir pris le remède. Ce n'est qu'au moins deux heures après, qu'on pourra prendre quelque aliment.

TOLÉRANCE QUELQUEFOIS NÉCESSAIRE.

Il est des cas où le médecin homéopathe peut permettre au malade un régime moins sévère, comme celui dans lequel le long usage d'une substance en aurait fait un impérieux besoin. Alors on pourrait, toutefois avec quelque restriction, la tolérer; car l'organisme s'habitue insensiblement à l'action de certains aliments ou boissons qui finissent par n'avoir plus sur lui la moindre influence fâcheuse, et dont la privation n'est pas toujours sans inconvénients, surtout chez les personnes âgées.

Dans les maladies chroniques, le régime doit être beaucoup moins restreint que dans les maladies aiguës, qui, dans leur courte durée, exigent toujours une diète plus sévère et une plus grande abstinence ; d'ailleurs les remèdes antipsoriques, que réclament les premières, sont bien moins aisément dérangés dans leur action que ceux qui conviennent aux secondes.

Ce que je dis ici relativement à une plus grande tolérance dans le régime pendant le traitement de certaines maladies, et chez certaines personnes, se rapporte surtout au vin, au café, au thé, et à différentes substances semblables qui sont d'un usage fréquent, et que nos habitudes sociales ont généralement répandues ; mais quant aux infusions, tisanes, de quelque espèce qu'elles soient, et autres choses de même nature, elles doivent toujours être sévèrement défendues.

DE L'USAGE DU TABAC.

L'usage du tabac à fumer et en poudre peut être toléré chez les personnes qui y sont habituées depuis longtemps ; mais seulement dans le traitement des maladies chroniques, pourvu toutefois que l'on s'en abstienne pendant une heure ou davantage après avoir pris le remède, afin de lui donner le temps d'agir. Mais dans les affections aiguës cette jouissance doit être absolument interdite, ce qui, dans ce cas, n'est le plus souvent pas pour le malade un grand sacrifice. L'abstinence absolue du tabac en poudre est nécessaire dans les maladies du nez et de l'arrière-gorge ; car non-seulement cette substance, continuellement en contact avec ces parties, doit certainement entretenir ou augmenter la maladie dont elles sont le siége, mais encore parce qu'elle peut très aisément troubler l'effet des remèdes dont l'action se dirige sur ce point. Il en est de même au sujet de la fumée du tabac, et notamment des cigarres, surtout dans les affections des yeux et de la bouche.

DE L'AIR ET DES EAUX.

L'air atmosphérique est incontestablement pour l'homme le premier des besoins ; aussi aura-t-on le soin de renouveler très souvent l'air de l'appartement où couche le malade, et de l'entretenir aussi pur que possible. Il est surtout nécessaire que les fenêtres de la chambre où il couche soient fréquemment ouvertes, en évitant avec soin les courants. Toutes les fois que cela sera possible, on fera promener ou asseoir le malade à l'air libre, sec et pur ; cela est surtout nécessaire aux personnes affectées de maladies chroniques, et à celles d'un état sédentaire, parce que l'air de l'appartement, quelque soin qu'on y mette, n'est jamais exempt d'exhalaisons nuisibles, et que le séjour prolongé dans cette atmosphère non renouvelée occasionne souvent des maladies ou les entretient.

A l'égard de la température de l'air, le malade peut la régler, d'après sa propre sensation, aussi longtemps que dure un véritable état de maladie. Certains maux exigent qu'on se tienne au frais ; d'autres, plus chaudement. L'air frais est surtout utile chez les jeunes gens dans les affections inflammatoires, les maladies aiguës, éruptives ou exanthématiques, en évitant toutefois que le malade se refroidisse ; mais une température plus élevée convient aux personnes âgées , et dans les maladies avec diminution des forces , faiblesse plus ou moins grande.

Lorsqu'on se tient habituellement trop couvert ou trop chaud , on acquiert une sensibilité maladive de la peau, et les moindres impressions atmosphériques produisent de fréquentes incommodités et souvent de graves maladies. Aussi les personnes chez lesquelles cette disposition n'est point le résultat ou l'effet d'une maladie actuelle, doivent-elles tâcher de perdre cette funeste habitude en s'exposant petit à petit et avec ménagement à l'action de l'air libre.

L'eau est la boisson la plus naturelle. Comme l'air et les aliments, elle exerce, par ses qualités bonnes ou mauvaises , une puissante influence sur la constitution et le tempérament de l'homme. L'état de santé , une longue habitude , permettent souvent de supporter , sans de graves inconvénients , l'usage de certaines eaux ; mais dans l'état de maladie , la moindre substance contenue en dissolution dans ce liquide , peut non-seulement produire sur l'organisme , devenu plus impressionnable , de fâcheux effets , mais encore modifier , altérer ou annuler l'action des remèdes. Il est donc urgent de procurer au malade de l'eau qui réunisse , autant que possible, les caractères suivants :

1° D'être claire et limpide , de ne contenir aucun corps ni substance qui en trouble la transparence ;

2° D'être légère , sans couleur ni odeur , d'une saveur vive et fraîche ;

3° De bouillir aisément, sans se troubler, ni déposer des corps étrangers ;

4° De cuire rapidement les légumes, les herbages et la viande;

5° De s'échauffer, de se refroidir et de se geler aisément ;

6° De bien dissoudre le savon et de blanchir le linge;

7° De ne point altérer les dents, de ne point fatiguer l'estomac, ni resserrer ou dévoier le ventre;

8° De dégager beaucoup de bulles d'air, étant vivement agitée dans une bouteille ;

9° De se charger facilement de la saveur et de l'odeur des végétaux qu'on y fait infuser; etc., etc.

L'eau doit, en grande partie, ses qualités, dans l'usage diététique, au renouvellement d'une certaine quantité d'air atmosphérique qu'elle contient; aussi les eaux des grandes rivières et des sources courantes sur un terrain pierreux et sablonneux, sont-elles celles qui réunissent en plus grand nombre les conditions indiquées. Après celles-ci viennent les eaux de pluie, de fonte de neige, de citerne, etc.

Lorsqu'on ne pourra se procurer que des eaux d'une qualité inférieure, il sera bon, pour les rendre potables, de les purifier, d'en extraire les substances étrangères au moyen du filtre, et de les saturer d'air atmosphérique, en les agitant fortement dans un vase découvert ou dans une carafe à moitié pleine.

Il est des maladies nées sous l'influence de certains climats, de certaines dispositions géologiques ou atmosphériques, de la nature des eaux, etc., et que l'on ne peut guérir promptement et sûrement qu'en faisant changer de pays au malade. Dans les cas où cela serait absolument impossible, le médecin indiquerait, suivant les circonstances, les précautions à prendre, les moyens à employer pour annuler ou affaiblir, autant que possible, l'effet de ces causes morbides.

DE LA LUMIÈRE.

La lumière du soleil est, comme l'air, absolument nécessaire pour entretenir les forces, non-seulement de l'œil, mais encore de tout le corps, et il n'en faut jamais priver le malade que dans le cas où le cerveau souffre particulièrement et dans quelques maladies des yeux.

DE L'EXERCICE.

L'exercice est indispensable au maintien, au rétablissement de la santé, à l'entretien et à l'accroissement des forces musculaires; aussi ne doit-il point être négligé dans les cas où l'état du malade le permet, comme, à peu près, dans toutes les affections chroniques et les convalescences des maladies aiguës. On aura donc le soin de faire faire au malade, tous les jours au moins, une heure de promenade en plein air ou dans la chambre, si autrement cela n'est pas possible. L'exercice le plus avantageux pour le corps est la marche, et ce n'est que lorsque cette espèce de mouvement est rendu impossible par une trop grande faiblesse, des douleurs trop vives dans les membres, ou autres causes, qu'il faut, s'il n'y a pas d'empêchement, ou monter à cheval, ou aller en voiture. Dans tous les cas, on évitera les lieux bas et humides, ceux où règnent des odeurs pénétrantes bonnes ou mauvaises, la rosée et le serein.

Un exercice bien avantageux encore est l'occupation mécanique modérée, à laquelle le malade peut se livrer si ses forces et son état le lui permettent, surtout si sa vocation l'attache à des travaux intellectuels.

Les heures du jour les plus favorables pour faire de l'exercice sont, dans la matinée, depuis huit jusqu'à onze, et dans l'après-dînée, de trois à six; cela dépend toutefois des changements de la température, de la saison et de l'état de l'atmosphère. Il n'est pas convenable que les malades se livrent à des mouvements trop actifs, comme la course, ou tout exercice gymnastique, ou qu'ils se promènent immédiatement après le dîner; il vaut mieux qu'ils se reposent pendant une heure, ou qu'ils dorment pendant cet espace de temps, surtout s'ils y étaient accoutumés lorsqu'ils se portaient bien.

DU SOMMEIL ET DE LA VEILLE.

Le sommeil est le moyen le plus propre à accroître les forces du corps et de l'esprit, diminuées ou perdues pendant la veille. Le malade doit, bien plus soigneusement encore que celui qui jouit d'une bonne santé, observer dans le sommeil et la veille la plus grande régularité. La nuit est destinée au repos, et le jour à l'action et au mouvement. Mais ce sont surtout les heures immédiatement avant et après minuit pendant lesquelles le sommeil est le plus réellement réparateur, et, par cette raison, le malade doit se coucher au plus tard à neuf ou dix heures du soir. Dans le milieu du jour, ou aussitôt après le repas, une heure de sommeil auquel le besoin invite, peut, comme je l'ai déjà dit, être très utile.

Mais quelque nécessaire que le sommeil puisse être pour réparer les forces, il ne faut cependant pas dormir trop longtemps; car le sommeil prolongé produit une sorte de relâchement et certains malaises, qui, à la longue, peuvent avoir de fâcheuses suites. Uu sommeil de sept à huit heures au plus est suffisant pour un adulte, qui doit, autant que possible, se lever, au plus tard, à six heures du matin. Les enfants seulement ont besoin d'un sommeil un peu plus prolongé, et d'autant plus qu'ils sont plus jeunes.

Certains cas de maladie font exception à ces règles générales. Par exemple, quand le malade éprouve de l'insomnie pendant la nuit, il faut bien qu'il dorme pendant le jour chaque fois qu'il en sent le besoin. De même, ceux qui ont éprouvé de grandes pertes de forces, doivent dormir plus longtemps et plus souvent. Il arrive cependant quelquefois que cette faiblesse n'est qu'une sorte de mollesse physique, et ce désir de dormir, qu'un besoin factice qui est le résultat d'un défaut d'influence suffisante de l'esprit sur le corps. Dans de semblables cas, il est nécessaire de surmonter autant que possible ce besoin par des occupations mécaniques ou morales, par la société, les distractions de tout genre, et de ne point se livrer au sommeil plus longtemps que ne le prescrit la nature.

DES OCCUPATIONS INTELLECTUELLES.

Les travaux de l'esprit méritent aussi chez les malades des égards particuliers. Les personnes atteintes de maladies chroniques feront bien de se livrer pendant plusieurs heures par jour à quelques occupations intellectuelles, si toutefois leur profession ne les attache pas simplement à des travaux mécaniques. Ils doivent cependant éviter les contentions d'esprit trop prolongées, et tout ce qui pourrait exiger de la part des facultés de l'intelligence de trop grands efforts ou de trop profondes réflexions, à moins qu'ils n'en aient l'habitude. Le mieux sera de choisir le genre de travail pour lequel ils ont le plus d'inclination, de ne pas s'arrêter trop longtemps au même objet ou de passer alternativement à plusieurs. Dans les affections aiguës, les malades sont rarement portés aux occupations morales ; si par hasard ils veulent s'y livrer, il doivent choisir des sujets agréables et faciles.

Pour les malades, quels qu'ils soient, les heures du jour seulement peuvent être consacrées au travail ou à l'étude.

Dans les maladies chroniques, où un penchant à l'inactivité du corps et de l'esprit prédomine, si d'ailleurs les forces de l'intelligence ne sont point affaiblies, et que ce penchant soit plutôt le résultat d'une mauvaise habitude que d'une cause morbide, il faut, autant que possible, tâcher d'accoutumer peu à peu le malade aux occupations intellectuelles, surtout à celles qui réjouissent et distraient, ou à des travaux physiques amusants, parce qu'il supportera mieux le traitement, et que la guérison sera plus sûre. Mais il faudra, toutefois, se garder de se livrer à toute occupation sérieuse ou fatigante pendant une heure au moins, après avoir pris le remède ; autrement on s'exposerait à en troubler les effets. Il en est de même des passions violentes, comme la colère, le chagrin, etc., qui peuvent avoir les mêmes résultats.

DES AFFECTIONS MORALES.

Les passions de l'âme ont en tout temps, et surtout pendant l'état pathologique, une influence décidée, ou bienfaisante, ou nuisible.

Les passions qui exaltent, ainsi que celles qui abattent l'esprit, comme la colère, le dépit, le chagrin, les peines morales, l'effroi, la peur, le souci, l'amour-propre mortifié, l'ambition non satisfaite, etc., agissent très préjudiciablement sur le corps et doivent être soigneusement évitées. Ainsi les malades qui, par tempérament ou par la nature de leur maladie, sont très irritables, ou disposés à l'emportement, à la colère ou au chagrin, etc., se garderont-ils, autant qu'il sera en eux, de s'y abandonner, et devront éviter toutes les occasions qui pourraient les provoquer.

Les passions douces, les mouvements expansifs et tendres, les affections de l'âme, les sensations de joie et de plaisir ont, au contraire, une influence favorable ; mais encore faut-il qu'ils soient modérés, car ils peuvent être préjudiciables s'ils passent certaines bornes.

Il est des penchants auxquels ne doivent point se livrer les personnes affectées de maladies aiguës, celles dont le corps est très affaibli, ainsi que celles dont les souffrances consistent dans un état pathologique de certains organes, ou dont la maladie est occasionnée par quelque excès.

DE LA PROPRETÉ DU CORPS ET DES BAINS.

La propreté du corps nécessaire pour la conservation de la santé est d'une bien plus grande importance dans l'état maladif, où elle est souvent une des conditions indispensables de la guérison et de l'action des remèdes. Il faut fréquemment changer de linge et laver souvent dans l'eau, sans aucune addition, les parties exposées à l'air, comme le visage, le cou et les mains. Dans le cas de maladies aiguës, surtout éruptives, on doit quelquefois s'en abstenir. Toujours faut-il avoir la précaution de ne s'exposer à aucun refroidissement, ce que l'on évitera en se servant de l'eau tiède pour se laver, et en essuyant de suite les parties mouillées avec du linge chaud. Les personnes affectées de maladies chroniques n'ont pas besoin d'aussi grandes précautions : elles peuvent se laver avec de l'eau tiède, et même froide, suivant la saison.

Dans le régime homéopathique, il n'y a que les BAINS d'eau de rivière (et dans lesquels il ne faut rien ajouter) que l'on puisse permettre, et leur nécessité ou inconvénient doit toujours être jugé par le médecin.

DES COSMÉTIQUES ET DES ODEURS.

Pour tout cosmétique, on ne pourra se servir que de l'eau pure ou de quelque décoction mucilagineuse, du beurre de cacao, de l'huile d'olive ; d'amande douce, ou du cérat, sans aucun parfum. L'usage des essences, du musc, de l'éther, du vinaigre, des sels volatils, des huiles, pommades ou savons parfumés, des eaux spiritueuses aromatiques, du succin, de l'encens, des vapeurs odoriférantes, de la plupart des fleurs et généralement de tout ce qui a une odeur forte et pénétrante, sera, dans tous les cas possibles, sévèrement interdit.

On se nettoiera les dents avec le pain brûlé réduit en poudre fine, et l'on ne se rincera la bouche qu'avec de l'eau pure.

DE L'HABITATION.

L'habitation du malade doit être située dans un lieu salubre et, s'il est possible, élevé ; exposée à l'orient ou au midi, éloignée des usines, des égouts, de toute émanation nuisible ; où l'air puisse fréquemment se renouveler, dans laquelle le soleil ait un accès facile, et où l'on puisse se garantir, suivant la saison, et d'un froid rigoureux et d'une trop forte chaleur.

Les habitations des campagnes, des quais et des rues spacieuses des villes offrent la plupart de ces avantages; mais les quartiers populeux, les rues étroites, les étages inférieurs, les logements bas, sont loin d'avoir les conditions hygiéniques convenables. On y suppléera, autant que possible, par un redoublement d'attention et de soin, dans les cas très nombreux où le malade ne peut changer de demeure.

L'appartement du malade, quel qu'il soit, ou du moins la chambre qu'il habite, doit être entretenue dans la plus grande propreté et aérée souvent, même dans l'hiver, mais pendant le jour seulement. On en éloignera toute substance odorante, toute espèce de fleur ou parfum quelconque. Il faut, autant qu'on le pourra, ne pas renfermer les lits dans des alcoves étroites, et ne faire rester auprès du malade que le nombre de personnes strictement nécessaires à son service.

DÉPLACEMENTS ET VOYAGE.

Il est des maladies chroniques qui, par leur nature, s'opposent à tout déplacement; mais, dans le plus grand nombre, le malade peut changer de lieux, de pays même sans inconvénient, pourvu qu'il ne soit pas forcé d'enfreindre ou d'interrompre son régime, et que ces déplacements ne soient point trop souvent répétés.

Dans les circonstances exceptionnelles où un malade est forcé de faire un voyage de long cours, on doit continuer et même entreprendre le traitement d'une maladie qui permet d'ailleurs le déplacement, dût-on n'en obtenir d'autre résultat que d'en arrêter les progrès ou d'en ralentir la marche. Alors le malade s'astreindra, pour toute nourriture, à l'usage des viandes bouillies et rôties, des farineux, des grains, des œufs frais cuits à la coque, du laitage, et autres aliments sains et sans apprêts qu'il pourra se procurer partout.

Il suivra d'ailleurs, autant que sa position pourra le lui permettre, les conseils et les prescriptions de son médecin.

Mais pour obtenir des moyens de l'art tous les avantages qu'on peut en attendre, il faut, autant que possible, que le malade ait une habitation fixe, afin de mieux observer les précautions hygiéniques et diététiques indispensables pendant son traitement.

Je ne me suis attaché ici qu'à indiquer les règles générales de conduite à observer, dans le régime, pendant le traitement des maladies par la méthode homéopathique. Le médecin chargé du traitement peut seul déterminer ou préciser l'application de ces règles hygiéniques susceptibles d'une foule de modifications suivant l'âge, le tempérament, les circonstances individuelles, le genre de vie du malade, et surtout suivant l'espèce de maladie dont il est atteint.

INSTRUCTION

POUR LES MALADES

SUR LA MANIÈRE DE DONNER A LEUR MÉDECIN ÉLOIGNÉ
UNE CONNAISSANCE EXACTE DE LEUR ÉTAT
ET DE CORRESPONDRE AVEC LUI.

Le médecin ne peut traiter, avec quelque espoir de succès, un malade éloigné qu'autant qu'on lui aura transmis sur le personnel du malade, sur ses maladies antérieures et sur l'affection dont il est actuellement atteint, ainsi que sur les causes qui l'ont produite, sur chacun des symptômes qu'elle présente et sur l'ensemble des phénomènes qui la constituent, les renseignements les plus exacts.

Le malade fera connaître son tempérament en indiquant ses caractères physiques extérieurs, sa constitution, son âge, sa profession, son genre de vie, ses habitudes, ses dispositions morales, ses infirmités naturelles ou acquises, les maladies les plus notables qu'il a éprouvées depuis sa naissance jusqu'au moment où il réclame les secours de l'art, et, si cela est possible, les principaux moyens qui leur ont été opposés. Il mentionnera

notamment les affections de l'enfance, telles que :
rache, teigne sèche ou humide, dartres, gale,
croûtes dans le nez, éruption quelconque, ophthal-
mie, flux d'oreille, engorgement glandulaire ou ar-
ticulaire, carie, nécrose, rachitisme, déviation de
l'épine, dépôts froids, carreau, obstruction des
viscères du bas-ventre, ulcères, verrues, enge-
lures, etc. Il est essentiel aussi de désigner les
infirmités, les affections pathologiques et les pré-
dispositions héréditaires dans la famille.

On indiquera si quelques troubles se sont mani-
festés à la puberté, quels ils ont été, et les changements qu'ils ont produits sur l'organisme; les maladies ou les indispositions notables qui ont eu lieu
depuis.

Si c'est une femme, elle dira l'époque de son
mariage, le nombre de ses couches, ce qu'elles
ont, ainsi que les grossesses, présenté de plus remarquable; si elle a nourri, ou non; si la cessation
des fonctions périodiques a eu lieu, et quels en ont
été les résultats, etc.

Tout malade fera connaître les principales circonstances physiques ou morales qui auraient pu
détériorer sa constitution; les causes présumées,
prédisposantes ou occasionnelles, de sa maladie actuelle, la marche qu'elle a suivie, le développement
successif de ses phénomènes. Il tracera enfin le
tableau le plus exact, le plus fidèle, le plus res-
semblant que possible, de sa position présente, en
rapportant, d'après l'ordre suivant, chacun des
symptômes qu'il éprouve :

1° Symptômes du cerveau, du crâne ou de la

tête proprement dite, tant au dedans qu'à l'extérieur;

2° — des yeux et de la vue, des oreilles et de l'ouïe, du nez et de l'odorat, des lèvres, des mâchoires et de la face en général;

3° — de l'intérieur de la bouche, des gencives, des dents, de la salive, de la langue et du goût, de la faim et de la soif, du gosier et du cou;

4° — de la région épigastrique, de l'estomac et de la digestion;

5° — du bas-ventre et des organes qu'il renferme, de la digestion intestinale, de l'anus et des selles.

6° — des urines et du système urinaire, des organes génitaux et de leurs fonctions, de la menstruation;

7° — de la poitrine, des poumons et de la respiration, du cœur et de la circulation;

8° — du tronc et des membres, des systèmes osseux, fibreux et musculaires;

9° — du système cutané, et de la transpiration.

10° Symptômes généraux, ceux qui affectent à la fois ou successivement le corps, et les symptômes relatifs au sommeil.

11° Symptômes fébriles : frisson, chaleur, sueur, etc.

12° Symptômes tirés de la lésion des facultés morales, intellectuelles, de l'humeur, des dispositions de l'esprit et de l'âme, des sympathies ou antipathies.

Il est rare qu'une affection chronique, même d'un organe isolé, ne provoque pas, au moins sym-

pathiquement, des phénomènes morbides pouvant
se rapporter à plusieurs séries de symptômes. Le
malade les décrira donc avec toute l'exactitude possible, en les notant sous le chiffre des séries auxquelles
ils appartiennent, et sans mentionner les autres.

Il est néanmoins des maladies qui ne se manifes-
tent que par un très petit nombre de symptômes,
un seul quelquefois : ce sont celles dont le dia-
gnostic est le plus difficile. Le malade doit alors
insister sur toutes les circonstances commémora-
tives, sur les affections de l'enfance, les dispositions
héréditaires, sur les principaux remèdes dont il
aura fait usage, afin que le médecin puisse reconnaître si la maladie est locale, si elle est occasionnée
ou entretenue par une sorte d'infection générale,
un miasme latent, ou si elle n'est que le produit de
quelque traitement antérieur mal dirigé ou trop
longtemps continué.

Mais la plupart des maladies chroniques ancien-
nes, celles qui frappent à la fois plusieurs organes,
celles qui naissent sous l'influence d'un principe
morbide inné ou acquis, celles enfin qui sont le
résultat de l'emploi inconsidéré et abusif des moyens
de la médecine ancienne, et que l'on peut à bon
droit nommer *produits allopathiques*, ou maladies
médicinales, ne tardent point à troubler plus ou moins
toutes les fonctions de la vie, et chaque région de l'é-
conomie est le siége de phénomènes plus ou moins
nombreux, plus ou moins remarquables. Il sera nécessaire dans ce cas de noter ces divers groupes de
symptômes par ordre de succession, pour que le
médecin puisse plus facilement distinguer les sym-

ptômes essentiels des sympathiques, les primitifs des secondaires, et reconnaître ainsi les symptômes *générateurs*, c'est-à-dire ceux qui sont la manifestation directe, l'expression propre de la maladie, et contre lesquels on doit spécialement diriger les moyens de traitement.

Quel que soit le nombre des phénomènes dont l'ensemble constitue l'état morbide, qu'ils soient la conséquence immédiate de la maladie ou ses reflets plus ou moins éloignés, il est toujours très essentiel d'indiquer les caractères propres à chacun d'eux, leur physionomie particulière, les modifications qu'ils éprouvent des circonstances ordinaires de la vie, des époques de la journée, des variations atmosphériques, des saisons de l'année, etc.

Ainsi l'on dira si la douleur est sourde ou aiguë, lancinante, martelante, pongitive, térébrante ou semblable à l'effet que produirait une vrille enfoncée dans les chairs ; si elle est modifiée par la pression ou le toucher de la partie malade. Si un symptôme *mobile*, la douleur, ou sensation nerveuse quelconque, l'ensemble des malaises, etc., sont provoqués, augmentés ou diminués par le mouvement ou le repos ; par la position, couché, assis ou debout, la chaleur ou le froid, le matin ou le soir, le jour ou la nuit, le sommeil ou la veille, le silence ou le bruit, le boire ou le manger, dans l'appartement ou à l'air extérieur, par la promenade à pied ou en voiture, l'exercice de la parole, le chant, l'agitation, les travaux du corps ou de l'esprit, les sensations morales vives, les temps humides ou secs, etc.

On indiquera également les modifications que pourront éprouver, par ces diverses causes, les fonctions organiques et les symptômes *matériels* qui en sont les résultats. Ainsi l'on mentionnera la couleur, l'odeur, la consistance, la durée, la quantité approximative d'un écoulement, d'une sécrétion quelconque, de la salive, de la transpiration, etc. À ces caractères, on ajoutera la fréquence ou la rareté pour les crachats, les vomissements, les selles et les urines, et si leur émission ou évacuation est plus ou moins difficile.

On notera exactement tout ce qui pourra éclairer le médecin sur la nature de certains symptômes *persistants*, tels que : toute espèce d'éruptions cutanées chroniques, fistules, ulcères, gerçures, excroissances quelconques, verrues, engorgements, tumeurs extérieures ou profondes, etc.

Les symptômes *moraux* et *intellectuels* doivent être rapportés avec beaucoup d'ordre et de soin. Il est rare, dans certains cas du moins, que le malade lui-même puisse fidèlement tracer cette partie du tableau. Dans les maladies mentales cette tâche difficile doit être confiée à une personne intelligente, ou mieux encore à un homme de l'art.

Après que les renseignements commémoratifs et l'exposé de l'état actuel de la maladie seront terminés, le malade rappellera brièvement les symptômes mentionnés qui le fatiguent le plus.

Il est utile aussi que le médecin sache si le malade est né dans le lieu qu'il habite, quelles sont les maladies qui y règnent le plus habituellement et s'il en est d'épidémiques. Dans certains cas, quelques renseignements sur la nature du climat, les principales dispositions géologiques du pays et les qualités des eaux, seraient indispensables.

Il est, dans tous les cas, toujours plus avantageux que le médecin prenne lui-même les premiers renseignements dont il a besoin sur la maladie à traiter. Le simple aspect du malade, les traits de son visage, sa démarche, ses réponses aux questions qu'on lui fait, certaines dispositions physiques ou morales que l'on ne peut expliquer, en apprennent souvent bien plus au médecin expérimenté que tout ce qu'on pourrait lui dire. Il en est de même pour le toucher et l'auscultation que ne peuvent pratiquer les personnes étrangères à l'art et qui, dans certaines affections organiques profondes, sont les principaux, quelquefois les seuls moyens d'investigation propres à donner une idée juste des caractères et de la nature de la maladie. Ainsi l'on ne s'en tiendra aux seuls renseignements par écrit, que lorsqu'il sera tout-à-fait impossible d'établir des rapports plus immédiats entre le médecin et le malade.

Pour la suite du traitement, le malade tiendra le médecin au courant de son état par des bulletins successifs qu'il lui adressera à de certaines époques déterminées par ce dernier, à moins que quelque accident, l'apparition fortuite d'un symptôme important, une circonstance grave quelconque, ne les nécessitent plus tôt. Le malade rendra succinctement compte de ce qu'il aura éprouvé de plus remarquable pendant la durée d'action du remède, et tracera à grands traits le tableau de son état présent, en suivant, dans l'exposé des symptômes,

l'ordre indiqué plus haut ; il mentionnera les changements qui se seront opérés dans sa situation,
c'est-à-dire les symptômes qui auront cessé, les
modifications que d'autres auront éprouvées et les
nouveaux malaises qu'il pourrait ressentir. Il s'ex-
primera clairement, le plus courtement que possible, sans entrer dans aucun détail superflu ou
étranger à sa maladie, et sans rien omettre d'essentiel.

Mais l'on ne peut traiter ainsi par correspondance
que les maladies chroniques, qui ne sont pas susceptibles de variations, de changements fréquents
dans leurs manifestations extérieures, c'est-à-dire,
dans les symptômes qu'elles présentent. Quant aux
maladies aiguës, à quelques exceptions près, cela est
tout-à-fait impossible. Leur marche est trop rapide,
et le temps qui s'écoulerait entre le départ du bul-
letin et la réception des remèdes, changerait le
plus souvent l'indication de ces derniers : il est
donc absolument nécessaire dans ces cas que le
médecin puisse voir et examiner lui-même le malade, afin de juger de l'opportunité actuelle des
médicaments qu'il emploie ; d'en éloigner, rappro-
cher ou alterner les doses, et veiller à ce que les
moyens hygiéniques soient conformes aux vrais
principes de la doctrine homéopathique et en har-
monie avec l'état du malade.

9 782014 086805